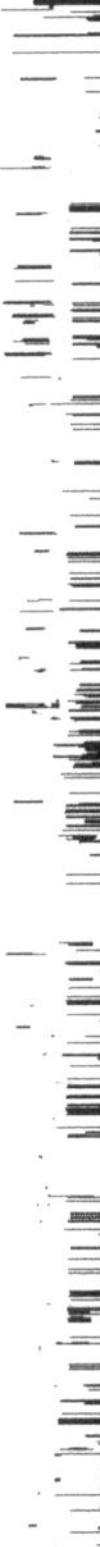

AF475102

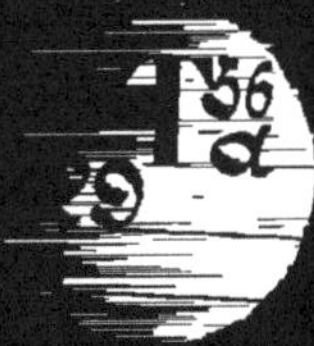

LE

TRÉSOR DE LA FEMME

ET DE LA

JEUNE FILLE

OU

LEUR ORGANISATION DÉVOILÉE

PAR

le Docteur GOURVAT

AVEC LES MOYENS DE PRÉVENIR ET COMBATTRE LES AFFECTIONS
LES PLUS GRAVES QUI PUISSENT LES ATTEINDRE

PARIS
A. PARENT, IMPRIMEUR DE LA FACULTÉ DE MÉDECINE
Rue Monsieur-le-Prince, 31

1879

DÉDIÉ A LA FEMME

Apprendre à la femme à se connaître dans ce qui la distingue de l'homme, lui dévoiler les secrets de son organisation, le cours normal et régulier des fonctions inhérentes à son sexe, lui montrer les entraves et les désordres graves qui peuvent en troubler l'harmonie, lui faire saisir les causes multiples du dérangement et de la suppression de ses attributs essentiels et spéciaux. Enfin lui donner les moyens de se rendre elle-même ce qu'elle était et ce qu'elle doit être, tel est le but que nous avons rêvé et certainement atteint ; aussi aimons-nous à croire qu'elle nous en saura gré, puisqu'elle y trouvera les principes propres à la préserver d'une foule de maux, d'incommodités, de maladies même graves et dangereuses, tout en lui conservant ou lui rendant une santé vigoureuse et luxuriante.

Dr Gourvat.

LE

TRÉSOR DE LA FEMME

ET DE LA JEUNE FILLE

OU

LEUR ORGANISATION DÉVOILÉE

Il est une foule de personnes qui répugnent à voir un médecin, qui ne s'y décident souvent qu'avec peine, et à qui la honte ou la pudeur font endurer et supporter parfois trop longtemps certaines incommodités ou maladies qui deviennent fort souvent dangereuses, pour avoir été négligées ou soignées trop tard ; nous comprenons aisément les scrupules qui retiennent ainsi tant de femmes ou de jeunes filles, et c'est pour leur épargner autant que possible ces désagréments et leur fournir les moyens d'éviter et prévenir elles-mêmes la plupart des accidents et des maladies plus ou moins graves dont elles sont si souvent atteintes, et disons-le, trop souvent les victimes, que nous avons conçu et entrepris un petit traité sur l'organisation et les fonctions spéciales de la femme, leur cours régulier et normal, les complications, les obstacles, les maladies ou anomalies qui peuvent les entraver, tout en leur mettant dans la main les éléments propres à combattre les accidents survenus et à régulariser ou ramener leurs fonctions troublées ou disparues entièrement.

Ces préliminaires posés et compris, nous entrons donc immédiatement en matière et nous disons que la femme non réglée est un être incomplet, hybride et pour ainsi dire neutre, n'ayant que les attributs restreints de son sexe. En effet, la menstruation est l'épanouissement, la floraison de l'arbre féminin; c'est le complément et la caractéristique de son individualité, c'est l'achèvement de sa nature intime et sa préparation aux destinées du mariage. Nous sommes tous, hommes et femmes, comparables à des arbres, et les plantes ne se comportent pas autrement que nous dans leurs fonctions de reproduction. Une plante qui ne fleurit pas ne porte pas de fruit, et dans les plantes comme chez les animaux il y a le sexe mâle et le sexe femelle et chacun a son rôle déterminé à l'avance. La femme comme la plante doit fleurir avant de porter du fruit et surtout pour en donner, car celui-ci n'est que la résultante de la fleur. Les fleurs des animaux ne sont point comparables à celles des plantes et le sang des menstrues ou règles n'est point la fleur elle-même, mais pour ainsi dire la sève qui l'accompagne, qui prouve que la fleur est complètement développée et qui l'entraîne au dehors avec elle, si elle ne la laisse pas greffée en chemin sur un point quelconque des organes sexuels femelles. Chez la femme en particulier, la floraison, au lieu d'être annuelle, devient mensuelle et si le temps nécessaire à l'évolution du fruit ou fœtus n'était que d'un mois, la femme pourrait concevoir et accoucher douze fois dans l'année, mais comme il faut neuf mois pour permettre à l'enfant de se développer complètement, le travail qui s'opère dans la matrice sur le fruit fait diversion aux phénomènes de la floraison et la nature, comme l'ouvrier, ne peut bien faire qu'un travail à la fois ; toute la force des fonctions sexuelles féminines se tourne alors vers le fruit, les fleurs restent latentes et silencieuses pendant tout le temps nécessaire à sa maturation et ne reparaissent qu'après sa maturité complète, a chute et la sortie au dehors.

Pour expliquer et faire comprendre ce qui précède et certains accidents qui se produisent chez la femme et la jeune fille avant, pendant et après la suppression des règles, nous donnerons un aperçu succinct et rapide sur l'organisation, la structure et la disposition de leurs organes reproducteurs ou générateurs, en procédant du dehors au dedans ou de bas en haut.

L'entrée des parties sexuelles porte le nom de vulve ; elle est limitée en dehors et de chaque côté par un bourrelet de tissu cellulo-graisseux sous-cutané recouvert de poils qui porte le nom de grande lèvre. Les deux grandes lèvres droite et gauche se réunissent en haut à angle aigu vers une éminence graisseuse également couverte de poils et qui porte le nom de mont de Vénus ; elles se réunissent en arrière et en bas pour former ce qu'on appelle la fourchette. Au-dessous, en dedans et cachés par les grandes lèvres sont deux autres petits replis muqueux, un de chaque côté et à direction antéro-postérieure, qui ont reçu le nom de petites lèvres ; celles-ci se réunissent en avant et en haut pour former ce qu'on nomme le capuchon chez la femme, lequel recouvre le clitoris ou verge avortée de la femme et représente le prépuce qui recouvre le gland chez l'homme ; les deux petites lèvres se terminent en mourant vers la partie postérieure sans se réunir sur la ligne médiane. Au-dessous du capuchon et recouvert par lui, mais parfois au-dessus, se trouve, disons-nous, le clitoris qui est le représentant de l'organe mâle avorté chez la femme et dans lequel viennent se terminer et s'épanouir les principaux nerfs de la sensualité de la femme. Au-dessous et en arrière du clitoris se trouve le méat urinaire, ouverture externe du canal de l'urèthre et servant au passage de l'urine. Ce méat urinaire est limité en arrière par un tubercule ou petite proéminence charnue qui est la terminaison antérieure de ce que nous appelons les colonnes charnues antérieures du vagin que nous allons faire connaître bientôt.

La vulve ainsi constituée est limitée en arrière par une ouverture ovalaire que nous appelons l'anneau vulvaire, sur le pourtour duquel s'implante la membrane hymen, signe de la virginité de la femme, lorsqu'elle est intacte. C'est cet anneau vulvaire qui représente le passage de la vulve dans le vagin,et presque toujours la membrane hymen est perforée au centre ou vers sa partie supérieure pour laisser un passage libre à l'écoulement du sang des règles. A partir de cet anneau vulvaire et l'embrassant tout autour se trouve le vagin, cavité cylindroïde et virtuelle en dehors de la copulation, et qui réunit la vulve à la matrice sur la partie inférieure de laquelle elle s'insère à la manière d'un doigt de gant. Le vagin est dirigé de bas en haut et d'avant en arrière ; ses parois se touchent à l'état normal et ne s'écartent que pour donner passage soit au sang des règles, soit au produit de la conception au moment de l'accouchement, soit au membre viril dans l'acte conjugal. Ses parois sont musculaires et limitées en avant par la vessie, en arrière par le rectum et sur les côtés par les plans charnus et osseux du bassin. En haut, disons-nous, le vagin embrasse la matrice en s'insérant à l'union du col avec le corps de cet organe, de telle sorte que le col ou extrémité inférieure de la matrice se trouve faire saillie et être libre dans le vagin. La matrice représente une poire renversée à petite extrémité ou col situé en bas et à grosse extrémité ou fond dirigé en haut. C'est un organe charnu, musculaire, à parois épaisses et résistantes, limitant une petite cavité à l'état normal dans laquelle s'arrête l'œuf de la femme pour s'y greffer, y prendre racine et s'y transformer en embryon d'abord, puis petit à petit en fœtus et enfant parfait.

Vers le fond de la matrice et de chaque côté, de droite et de gauche, part un tube ou conduit qu'on appelle trompe de Fallope qui se termine en dehors sous forme d'entonnoir appelé pavillon, lequel embrasse au moment de la ponte et époque menstruelle le corps glandulaire et ovalaire connu sous le nom d'ovaire. C'est ce corps glandulaire, à forme d'amande, qui représente chez la femme la grappe de la vigne, et c'est tout autour de la surface que se développent comme autant de petits pois ou grains de raisins des petits corps arrondis et saillants nommés vésicules de de Graaf ; c'est dans ces vésicules ou petits réservoirs que se forment les œufs de la femme, œufs tout petits et moins gros qu'un grain de millet ou qu'une petite tête d'épingle, la surface de chaque ovaire est ainsi couverte de ces vésicules ovipares renfermant chacune un œuf.

Vers la fin de chaque mois, une ou deux de ces vésicules grossissent, font saillie à la surface de chaque ovaire, se déchirent et donnent issue à l'œuf contenu, lequel est reçu e déversé au même instant dans le pavillon de la trompe, d'où il passe petit à petit par une sorte de mouvement vermiculaire dans la cavité de la matrice. C'est simultanément à ce travail que tous les organes sexuels se congestionnent de sang, mais principalement la matrice, et alors les règles coulent abondamment.

Si pendant l'accouplement ou acte conjugal la liqueur fécondante de l'homme a rencontré l'œuf avant que celui-ci n'ait traversé la matrice, l'œuf fécondé par ce contact s'arrêtera très-probablement dans la matrice, s'y greffera et s'y transformera successivement en embryon, fœtus et enfant parfait.

Il était nécessaire d'entrer dans tous ces développements touchant l'organisation de la femme pour que la lectrice puisse comprendre maintenant tout ce que nous allons dire sur ses fonctions, ses menstrues ou règles, leur apparition plus ou moins régulière ou leur suppression complète ou plus ou moins prolongée, enfin sur les maladies pouvant en être la conséquence et sur les moyens propres à y remédier ou à les prévenir.

Nous dirons donc de nouveau que la femme doit être réglée douze fois dans l'année, avoir ses règles ou sang menstruel tous les trente jours environ. On a vu que ses organes sexuels en allant de bas en haut et de dehors en dedans, la vulve, le vagin, le col et le corps de la matrice, la trompe et son pavillon couronné par l'ovaire représentent un arbre à fleurs et à fruits, dont les fleurs et les œufs sont portés par l'ovaire et dont le fruit germe, se développe et arrive à maturité dans le corps de la matrice. Nous savons que cet arbre doit fleurir tous les mois, qu'il est propre à être fécondé tous les mois, puisque chaque ovaire donne éclosion à un, deux ou trois œufs à chaque époque menstruelle; mais qu'une fois la fécondation opérée et la greffe intra-utérine bien réussie, il faut neuf mois ponr arriver à maturité du fruit, et qu'en conséquence pendant tout ce laps de temps la nature emploie toutes ses forces et toutes ses ressources à l'évolution et au développement de l'enfant, et que le corps florifère ou l'ovaire et les œufs dorment ou sommeillent durant les neuf mois, sauf à reprendre leur vie et leur cours normal après la chute du fruit ou naissance de l'enfant. Voilà comment les choses doivent se passer chez les femmes et les filles en bonne santé et dont l'organisation est complète et bien développée, car il y a des cas anormaux qui se présentent de temps à autre et que le médecin est obligé de connaître pour être à même de prévenir et combattre les accidents qu'ils peuvent engendrer; ainsi certaines parties de la génération peuvent être disproportionnées, tandis que d'autres seront rudimentaires, incomplètes ou manqueront complètement. Par exemple, le clitoris de la femme atteint quelquefois les dimensions du membre viril de l'homme et peut gêner considérablement dans les rapports conjugaux. D'autres fois la membrane hymen est imperforée et ne peut livrer passage au sang des menstrues; ou bien il n'existe pas trace de vagin ou conduit faisant communiquer la matrice au dehors; dans ces deux cas le médecin est obligé d'intervenir, soit pour perforer l'hymen, soit pour créer un canal vaginal et permettre au sang des règles de s'écouler au dehors, sous peine de causer des accidents très graves et même mortels en s'accumulant dans la matrice et rebroussant chemin jusque dans le péritoine ou cavité abdominale par les trompes de Fallope. Il peut se faire aussi que la matrice et les ovaires manquent absolument et alors la femme ne sera jamais réglée, ne pourra jamais concevoir ni faire d'enfants; elle sera éternellement et irrévocablement stérile.

Tous ces cas exceptionnels peuvent se présenter, rarement il est vrai, mais il suffit qu'on soit prévenu pour que les parents qui voient une fille ayant atteint la puberté éprouver du retard dans les règles et en proie à des douleurs de ventre violentes, ou tout autre malaise inaccoutumé siégeant dans le bas-ventre, en réfèrent au médecin pour savoir le parti à prendre et ce qu'il y a à faire; indépendamment de ces accidents primitifs ou monstruosités contre nature, la femme bien conformée, présentant tous les attributs d'une bonne constitution et dont les organes sexuels sont bien et complètement développés, peut encore présenter des anomalies et des irrégularités soit primitives, soit secondaires dans l'apparition ou la succession de ses époques cataméniales. Ainsi il peut se faire qu'une fille ou femme bien conformée, ne laissant rien à désirer sous le rapport de sa constitution et conformation sexuelle, ne soit pas ou soit mal réglée. On voit des filles très grandes même, très hautes et très fortes sous le rapport de la charpente structurale et n'être presque jamais réglées. Ces filles ou femmes ont un teint de papier mâché, une figure blême, pâle, blafarde, comme si elles sortaient de dessous terre; avec cela, elles ont peine à se traîner, on dirait des revenants de l'autre monde venant chercher un brin de la lumière qui éclaire notre planète et de l'air pur et salubre que nous devons tous respirer. Ce sont des êtres souffrants, maussades, maladifs et toujours de mauvaise humeur, ce ne sont pas des natures normales; il leur manque ce critérium de la femme, ce régulateur que nous appelons les règles, les menstrues, les époques, le flux cataménial, car nous employons, nous médecins, tous ces noms indifféremment pour qualifier les sangs qui doivent se montrer tous les 30 jours chez les femmes et les jeunes filles, à partir d'un âge qui varie pour chacune, mais qui peut être de 12, 13, 14 à 15 ans pour les plus précoces et retarder jusqu'à 18, 20 et 24 pour les plus tardives.

Eh bien, qu'arrive-t-il chez ces femmes la plupart du temps? Le moindre inconvénient qui puisse résulter de ce manque de menstrues, c'est de voir le sang des règles se changer en une sorte de fluide ou liquide lactescent, représentant tantôt de l'eau amidonnée, tantôt du lait caillé, apparaissant soit d'une manière intermittente, soit d'une manière continue et étant l'objet de soins excessivement minutieux, fort ennuyeux pour la toilette et la propreté et surtout une cause incessante d'affaiblissement, d'épuisement et de misère physiologique, c'est-à-dire de ruine du tempérament et de la santé. Indépendamment de cette métamorphose ou transformation du sang des règles en un fluide lactescent, il peut se faire qu'il n'y ait aucune trace d'écoulement, que jamais la fille la mieux conformée ne voie apparaître aucune trace de fluide sanguin, aqueux ou lactescent; mais alors, car il faut toujours que la nature reprenne ses droits, mais alors, disons-nous, il se produit certaines modifications ou changements dans le corps de la femme, modifications ou changements qui sont la conséquence et le résultat de cette absence des règles et de la pauvreté du sang qui circule dans les veines de ces êtres assez mal dotés pour faire exception à la loi générale qui régit le sexe féminin tout entier. C'est dans ces cas d'absence des règles remplacées ou non par un écoulement quelconque chez les jeunes filles que l'on voit apparaître et se développer des tumeurs abdominales parfois très volumineuses, et pouvant remplir tout le ventre, tumeurs remplies de liquides et que l'on appelle des kystes de l'ovaire ; ce sont des poches remplies d'eau qui ont pris naissance sur ce corps florifère ou ovipare qui est rattaché au corps de la matrice par la trompe et le pavillon, corps auquel nous donnons le nom d'ovaire. Les petites vésicules de de Graaf sont devenues hydropiques sous l'influence de cet état aqueux et fluide du sang, et, comme nous le disions tout à l'heure, puisque la nature n'a pas donné assez de sang à la femme pour pousser à maturité ses vésicules et ses œufs, il en est résulté que ces corps se sont remplis d'eau petit à petit et que ce liquide s'y accumulant continuellement les a transformées en de grandes vessies ou poches liquides qui remplissent le ventre et y contractent parfois des adhérences viscérales ou pariétales, qui font le désespoir des médecins quand il faut en arriver à une opération radicale.

Voilà ce que j'ai vu maintes fois chez des jeunes filles n'ayant jamais eu leurs règles et chez des femmes âgées ayant eu déjà des enfants, mais dont les règles étaient supprimées depuis longtemps. Or, n'est-il pas de toute évidence que l'on doit s'efforcer de provoquer les règles chez les filles qui sont en retard et chez les femmes encore jeunes qui éprouvent des interruptions afin de prévenir les accidents dont nous venons de parler. A part les cas où les règles font complètement défaut ou ont été supprimées, il en est d'autres où elles se montrent irrégulièrement, avec peine et difficulté et sont accompagnées de douleurs plus ou moins vives, soit du bas-ventre, soit des reins ou des membres inférieurs, avec maux d'estomac, envies de vomir ou véritables vomissements, battements de cœur, oppressions, etc. Ces inconvénients se montrent même chez des personnes souvent fort bien constituées et présentant toutes les apparences d'une belle santé. A quoi tiennent ces accidents? Ils sont la plupart du temps sous la dépendance d'un état nerveux, d'une innervation trop puissante, d'un pouvoir réflexe médullaire en général plus développé chez la femme que chez l'homme et provoquant des contractions, des resserrements de la matrice et des organes sexuels sous l'impression de la congestion sanguine qui se détermine à leur intérieur. D'autres fois ce sont des sensations violentes de colère, des impressions subites ou plus ou moins prolongées de froid intense, une chute dans l'eau froide ou glacée, une contrariété ou un chagrin profond qui ont déterminé une contraction ou resserrement des organes sexuels et des vaisseaux y afférents, et ont empêché consécutivement le sang d'y affluer en aussi grande abondance, ou l'ont retardé dans son écoulement. Parfois ce sont des anomalies de structure de la partie inférieure ou col de la matrice, des hypertrophies, des indurations, des coarctations consécutives, ou bien des productions charnues de nature verruqueuse ou polypeuse à l'intérieur du col, ou bien enfin des dégénérescences ou transformations carcinomateuses ou cancéreuses qui ont amené le resserrement et l'obstruction plus ou moins complète de l'ouverture inférieure de la matrice et empêchent ainsi le sang de s'écouler librement au dehors. Il en résulte alors dans tous ces cas des amas de sang dans la matrice; ce sang s'y coagule, la distend et provoque des douleurs pareilles à celles de l'enfantement pour forcer le passage qui doit lui donner accès au dehors; et si par malheur le passage ne peut être forcé, le sang remonte alors en haut vers le fond de la matrice, se fraie un passage à travers les trompes de Fallope et vient se répandre dans la cavité abdominale, c'est-à-dire dans le ventre au-dessus et en arrière de la matrice en déterminant de graves accidents; il peut se faire qu'un obstacle étant ainsi constitué ou créé au col de la matrice, le sang de plusieurs époques reflue et s'accumule dans le ventre de la femme avant de causer des accidents mortels, mais tôt ou tard la femme succomberait presque toujours infailliblement si l'on ne prévenait pas ces épanchements sanguins en rétablissant le passage déjà obstrué ou en agissant contre les amas sanguins qui se seraient déjà déposés dans le ventre.

Voilà le tableau de la femme ou de la jeune fille dont les fonctions et l'organisation sexuelle ne sont pas bien harmonisées et qu'il faut alors chercher à remettre dans la voie normale et naturelle afin de donner et rendre à la femme cette régularité, cette harmonie, cette force et cet embonpoint qui sont l'apanage d'une nature bien trempée et ne laissant rien à désirer. La femme et la fille bien réglées, en effet, se portent admirablement bien, ont un caractère égal, sont de bonne humeur, vaquent à leurs occupations avec entrain et enjouement, font la joie et les délices du foyer conjugal, ont des manières douces et avenantes pour tout le monde; et enfin la femme ne connaîtra jamais les douceurs et le bonheur du mariage qu'autant qu'elle sera femme dans toute la force du terme et qu'elle en donnera les preuves régulièrement tous les mois, en dehors de la conception, de la grossesse et de la lactation, ces différents états faisant diversion à la menstruation et la remplaçant ordinairement, bien qu'il y ait de rares exceptions à la règle de temps à autre.

Pour toutes ces raisons donc, une jeune fille ayant atteint sa croissance à peu près complète, ne pourra jamais être trop tôt réglée, surtout si l'on veut éviter les productions kystiques, ces tumeurs liquides volumineuses dont nous avons déjà parlé, ainsi que la plupart des autres productions charnues ou transformations organiques qui surviennent dans le corps ou le col de la matrice. En provoquant le flux menstruel à chaque époque lunaire, on favorisera le developpement de l'œuf, la déchirure de la vésicule de de Graaff, la chute de l'œuf dans le pavillon, son passage à travers la trompe et la matrice et son issue au dehors à la faveur de l'écoulement du sang menstruel, et comme nous savons que les mêmes accidents peuvent survenir chez les femmes dont les règles se sont arrêtées sous l'influence d'une cause quelconque, il faudra toujours s'efforcer de ramener le sang menstruel par tous les moyens que la science met à notre disposition.

De même chez toutes ces femmes dont les règles sont douloureuses, colliquatives, accompagnées de nausées et de vomissements, d'oppression ou battements de cœur, etc., tous phénomènes que nous avons vus être sous la dépendance d'un état nerveux, d'une impression violente quelconque, d'un vice de structure du col ou du corps de la matrice, et tous phénomènes pouvant amener une rétention des règles et un reflux du sang dans le ventre et causer presque à coup sûr la mort des femmes; pour parer et couper court à tous ces accidents graves et éviter de grands malheurs, il faudra s'efforcer de ramener et régulariser leurs règles par tous les moyens possibles et imaginables.

Indépendamment des considérations qui précèdent et qui intéressent directement la santé et la vie des femmes ou des jeunes filles, il en est encore d'autres d'un ordre capital pour l'avenir de la famille, ce sont celles qui ont trait à l'hérédité, à la perpétuité de la race. La femme veut être mère de famille, le mari le désire autant qu'elle et souvent la conception ne peut avoir lieu faute d'une bonne menstruation, car nous avons vu que celle-ci est le signe de la floraison de l'ovaire, de l'arrivée de l'œuf à maturité et que c'est alors que celui-ci peut être fécondé par le germe mâle. En outre, dans les cas de nervosisme considérable, de coarctation ou resserrement consécutif des organes sexuels et particulièrement du col de la matrice, la liqueur fécondante ne peut arriver à temps pour féconder l'œuf ou ne peut même pas traverser du tout le canal utérin, et l'œuf descend sans avoir subi les atteintes fécondantes du mâle ou même peut être résorbé ou absorbé dans son entier durant son passage à travers les voies sexuelles. Voilà donc une foule de raisons, et de raisons majeures, qui militent en faveur d'une pratique ayant pour but de livrer un passage facile au cours du sang des règles et en même temps de favoriser la fécondation de l'œuf avant sa descente, par conséquent la conception et l'enfantement.

Nous avons fait ressortir les dangers immédiats et pouvant être funestes à la vie des femmes ou des filles bien réglées ou mal réglées et consistant principalement dans la production des hydropisies de l'ovaire et de la rétention ou reflux du sang des règles dans le ventre ; à côté de cela, nous avons montré le tableau des souffrances morales et physiques chez les personnes non réglées ou ne l'étant qu'avec peine, enfin les inquiétudes de l'épouse et de l'époux qui désirent ardemment un témoignage de la consécration de leur union; nous dirons encore que chez les femmes ou filles dont les règles se suppriment sous l'influence d'une cause quelconque, il peut se produire ce qu'on appelle des transports de règles, c'est-à-dire des dépôts de sang; tantôt ce sang se transporte vers la poitrine et y détermine des oppressions, des hémorrhagies actives ou passives ; tantôt il se porte vers le foie et y détermine des congestions ; parfois il se produit des fluxions des grandes lèvres et des abcès consécutifs; enfin il peut se produire des congestions des reins, des ovaires, etc., avec inflammations subséquentes de ces mêmes organes. Voilà l'exposition rapide et succincte de l'organisation de l'arbre féminin, de ses fonctions, de ses anomalies, des maladies dont il peut être atteint et des causes qui peuvent les provoquer et les engendrer. Nous pensons que le tableau est assez lugubre pour qu'on y fasse attention et qu'on prenne souci de l'embellir ou tout au moins de le ramener à de justes proportions. Eh bien, que faut-il pour l'éclaircir et pour faire d'une existence pleine de peines, d'inquiètudes, d'afflictions et de douleurs, pour faire, disons-nous, une vie riante, gaie, remplie au contraire de plaisirs, de charmes et de consolations? Il suffit de donner à la fille comme à la femme une belle et bonne menstruation toujours bien régulière, bien abondante, facile, ne causant jamais de douleurs et exempte de toute espèce de malaise. C'est à quoi nos expériences nous ont conduit.

Il est des règles élémentaires de bonne hygiène que toute

femme ou fille doit savoir observer pour s'entretenir une bonne santé et une bonne menstruation : c'est de ne point trop veiller, ne pas trop se fatiguer, dormir 7 à 8 heures par nuit, prendre une nourriture saine, assez abondante, éviter les transitions brusques de température, se tenir chaudement par les temps froids, se mettre en garde contre toutes les causes de refroidissement, car nous avons vu et nous savons que la rétention des règles et leur reflux dans le ventre en étaient souvent la conséquence. Il est encore des soins accessoires qu'il n'est pas inutile de mentionner pour les personnes étant sur le point d'avoir leurs règles et qui savent qu'elles viennent avec difficulté, ainsi quelques bains entiers et chauds pris le soir avant de se mettre au lit, des bains de pieds à la moutarde, des ceintures de flanelle entourant le bas-ventre et le tenant chaudement, quelques fumigations aromatiques sur les parties et la robe bien étalée par-dessus, quelques tasses d'infusion de menthe, de mélisse, de cannelle, d'absinthe ou d'armoise, prises matin et soir ou à différentes heures de la journée, tout cela sera bon à mettre en pratique et facilitera beaucoup la nature ou l'action de remèdes plus puissants et plus spéciaux.

Les femmes ou filles à tempérament lymphatique, à teint pâle et jaunâtre, ayant des battements de cœur, des oppressions, une grande faiblesse, etc., devront se mettre au régime des ferrugineux et prendre une à deux pilules à chaque repas, soit de Vallet, de Blancard ou de Blaud, soit des dragées de Giles, de Gélis et Conté ou de Rabuteau, pour aider à la restauration des globules sanguins, à la fibrination du sang, etc. ; les personnes habitant les grandes villes et menant une vie casanière et retirée devront faire des promenades au grand air de temps à autre par les belles journées de printemps, d'été, ou d'automne et l'hiver par les temps froids et secs. Dans les cas réfractaires on pourra appliquer les sinapismes ou cataplasmes de farine de moutarde, à l'eau froide ou tiède seulement sur le bas-ventre et sur la partie interne et supérieure des cuisses le plus près possible des parties ; si cela ne réussit pas on pourrait faire une application de sangsues sur le col de la matrice. mais il faudrait alors que ce fut le médecin qui les appliquât lui-même en s'aidant d'un instrument spécial.

Voilà tous les remèdes dont on peut se servir sans danger et qui feront toujours beaucoup de bien, et provoqueront même presque toujours le flux menstruel ou sang des règles; on pourra en user aussi largement que l'on voudra sans crainte d'accidents. Mais il y a des cas rebelles et excessivement rebelles ou complètement réfractaires à l'action de tous les bons remèdes et ces cas seront même très nombreux. (Nous ne reviendrons pas sur tout ce que nous avons déjà dit des accidents qui peuvent survenir chez les femmes et jeunes filles non réglées ou mal réglées, néanmoins nous les conseillerons toujours, à moins que l'on ne veuille s'adresser directement à son médecin).

Contre tous les cas que nous avons mentionnés, contre les affections nerveuses les plus graves qui peuvent atteindre le sexe en général, telles que l'hystérie, l'hypochondrie, la mélancolie, la lypémanie, les vapeurs nerveuses, l'extase, la boule hystérique, le clou hystérique, les tiraillements nerveux, les coliques utérines, néphrétiques, hépatiques, les oppressions, et surtout contre les coarctations puissantes des organes sexuels et du col en particulier, conséquemment pour prévenir ces reflux terribles et mortels du sang menstruel dans la cavité abdominale, nous recommanderons un produit spécial que nous avons expérimenté nous-même, qui est depuis longtemps consacré par la pratique médicale, mais qui n'a pas été apprécié jusqu'à ce jour à sa juste valeur. Ce sont des pilules qui sont de notre fabrication, que l'on prendra à la dose de 5 par jour, 2 le matin et 3 le soir, et cela pendant 4 à 5 jours au plus; on en commencera l'usage un ou deux jours avant celui où les règles doivent se montrer et l'on cessera aussitôt que les règles apparaîtront.

Ainsi que nous l'avons déjà dit, on fera usage de ces pilules en dehors des époques menstruelles, contre tous les malaises et toutes les indispositions si fréquents chez les femmes et que nous avons indiqués suffisamment; dans tous ces cas, on prendra 1 à 2 pilules par jour jusqu'à cessation des accidents.

Pour aider à la restauration de tous les tempéraments faibles et de toutes les constitutions plus ou moins ruinées par les excès de travail ou toute autre cause, nous avons composé un vin excessivement tonique et réparateur, que l'on prendra en place de vin de quinquina et à la même dose avant chaque repas ou à n'importe quelle heure de la journée.

On trouvera nos produits dans toutes les pharmacies et chez tous les droguistes avec notre marque de fabrique.

VIN TRIDYNAMIQUE IODO-FERRÉ

Par le Dr GOURVAT

Pharmacien lauréat

A base de Kina, Coco et Cacao.

Souveraine contre les anémies graves, les pâles couleurs, l'absence des règles, les faiblesses d'estomac, les palpitations de cœur, et surtout dans les cas de fièvres intermittentes invétérées et même pernicieuses et dans tous les cas de prostration profonde du systèmes nerveux.

Demandez dans toutes les pharmacies, chez tous les droguistes et au dépôt principal chez l'auteur.

Exiger la marque de fabrique :

GOURVAT.

PILULES EMMÉNAGOGUES

Par le Dr GOURVAT

Pharmacien lauréat

A base d'Éther méthyl-iodhydrique bi-iodé et de Crocus sativus.

Souveraines contre tous les malaises et toutes les affections nerveuses dépendant de près ou de loin des menstrues et des organes de la génération.

Quatre à cinq par jour, selon l'âge et le tempérament, pour provoquer le flux menstruel ; une, deux ou trois dans les autres cas.

Demandez dans toutes les pharmacies, chez tous les droguistes et au dépôt principal chez l'auteur.

Exiger la marque de fabrique :

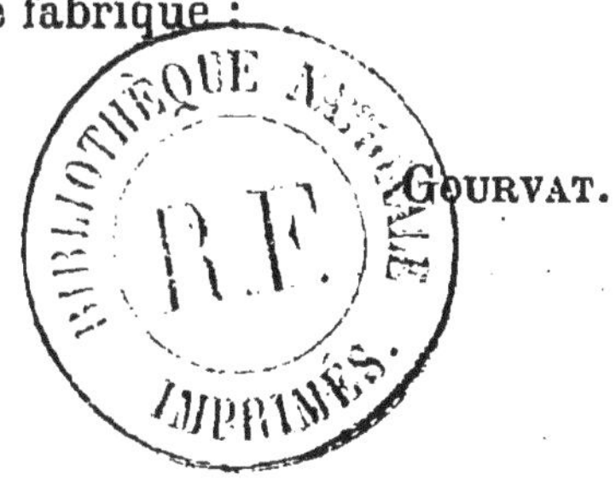

GOURVAT.

Paris. — Typ. A. Parent, rue Mr-le-Prince, 29-31.

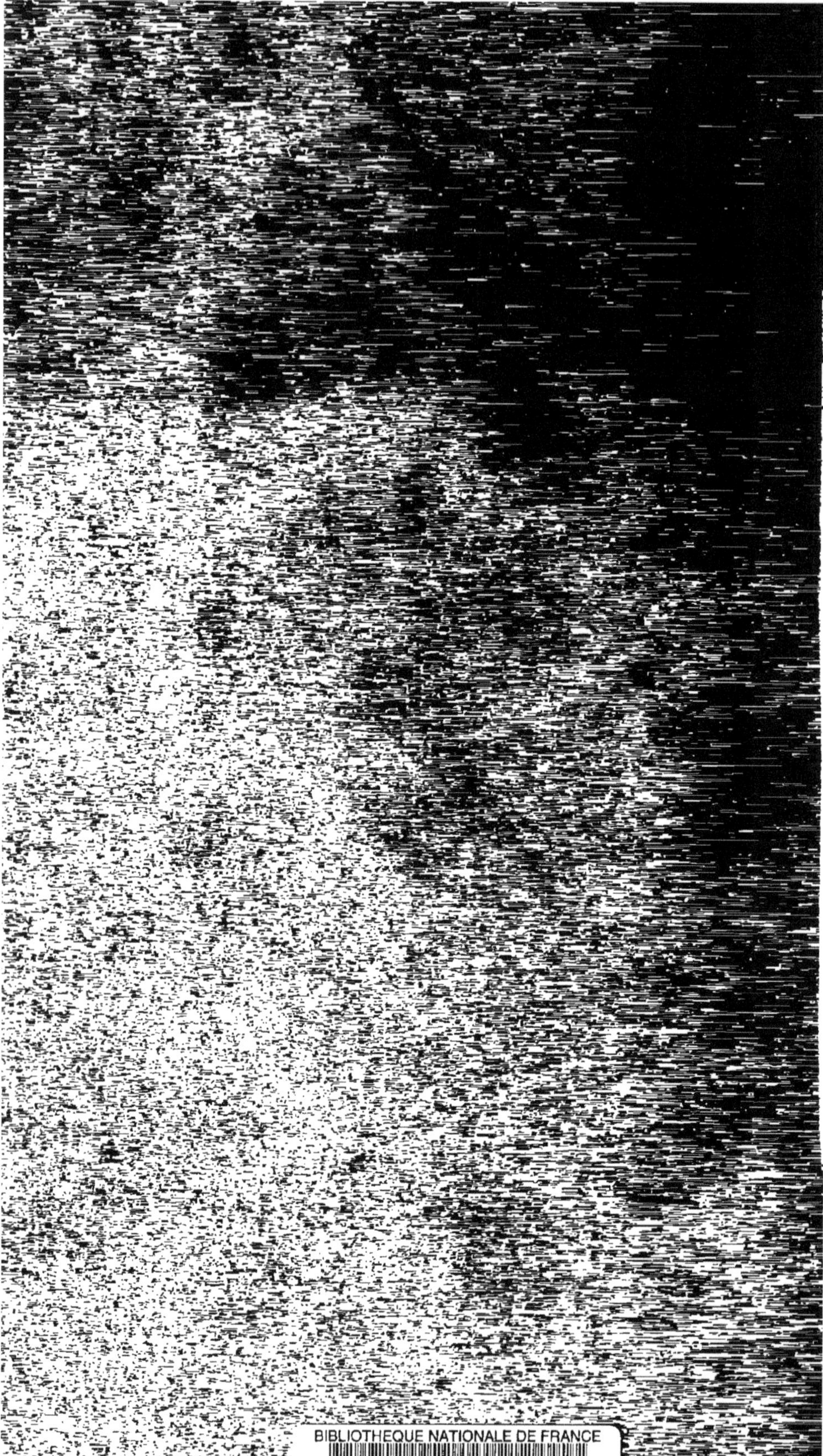

www.ingramcontent.com/pod-product-compliance
Ingram Content Group UK Ltd.
Pitfield, Milton Keynes, MK11 3LW, UK
UKHW021035200726
13857UKWH00004B/1726